LE MICROSCOPE

ET LES

SCIENCES D'OBSERVATION

LE
MICROSCOPE
ET LES
SCIENCES D'OBSERVATION

PAR

M. MOYNIER DE VILLEPOIX

Parmacien de 1re classe,
Licencié ès-sciences naturelles,
Professeur suppléant de Physique et de Chimie,
Chef du laboratoire de Micrographie appliquée, à l'École de Médecine
et de Pharmacie d'Amiens.

DISCOURS PRONONCÉ A LA RENTRÉE SOLENNELLE DE L'ÉCOLE
Le 25 Novembre 1890

AMIENS,
IMPRIMERIE DE T. JEUNET,
Rue des Capucins, 45.

LE MICROSCOPE

ET LES

SCIENCES D'OBSERVATION

MESSIEURS,

C'est un périlleux honneur qui m'incombe aujourd'hui : Le souvenir des savantes causeries que, chaque année, vous êtes accoutumés d'entendre à cette place ne peut que faire ressortir l'inexpérience et, pourquoi ne pas l'avouer, l'insuffisance de l'orateur actuel réduit à demander merci dès le début, et à solliciter de l'auditoire d'élite qui l'entoure, une large, bien large part d'indulgence.

Le choix même du sujet ne peut qu'augmenter mon embarras : Je n'ai pas la ressource de captiver votre attention par l'exposé des merveilleux progrès de la science médicale ; je ne puis, comme tout récemment l'un de nos collègues, vous dire en termes aussi heureux que précis les plus récentes méthodes de notre admirable Ecole chirurgicale française, ni vous émouvoir en vous retraçant le consolant tableau des victoires remportées par elle au profit de la vie humaine.

Je n'ai pas davantage qualité pour évoquer ici, dans un autre ordre d'idées, le souvenir des récentes découvertes, des surprenantes applications qu'une connaissance plus approfondie des lois de la Physique a fait surgir en foule dans ces dernières années. Si séduisante que puisse être la tâche, je la dois laisser à mes aînés.

Que pourrais-je enfin vous dire des merveilles de la Chimie qui ne vous ait été si bien dit déjà par mon collègue et ami M.

Bor, et en termes tels, que je ne saurais plus être aujourd'hui qu'un plagiaire ou un écho bien affaibli ?

Je me suis heureusement souvenu qu'une récente délibération de l'Ecole vient de sanctionner l'existence du laboratoire de Micrographie appliquée dont les exigences des programmes d'examens avaient, il y a quelques années, déterminé la création.

C'est alors que j'ai songé à vous entretenir du microscope et de ses applications.

Aussi bien ce modeste et précieux auxiliaire du naturaliste et du médecin a-t-il reçu parmi vous, Messieurs, le plus sympathique accueil. S'il est un des derniers nés de notre Ecole, je puis dire, et j'invoque le témoignage de mon collègue M. Peugniez, que vous l'avez traité en enfant gâté. Rien n'a semblé trop beau pour lui, vous l'avez entouré de tous vos soins, logé somptueusement, mis à même de nous révéler toutes ses merveilles.

N'est-ce point justice qu'en essayant aujourd'hui de tracer son panégyrique, je vous témoigne toute sa reconnaissance ?

Voilà bientôt trois siècles que deux Hollandais, Hans et Zacharias Janssen, construisirent le premier microscope dont l'Anglais Drebbel et le Napolitain Fontana se disputèrent l'invention dès l'année 1618. Bien que très rudimentaires encore et doués d'un pouvoir amplifiant peu considérable les premiers instruments ne tardèrent pas à rendre des services. C'est à leur aide qu'est due la découverte des globules du sang aperçus pour la première fois chez l'homme par Leuwenhœck en 1773 puis, chez la grenouille et le hérisson, par Swammerdam et Malpighi.

L'habileté des observateurs devait compenser les imperfections de l'instrument : quoi qu'il en soit, cette découverte fit peu de bruit, puisque l'existence des globules sanguins fut niée, au début de ce siècle par Magendie, et l'était encore par Giaccomi de Pise, en 1835.

Bien simples étaient, d'ailleurs, les microscopes dont se servaient nos pères : un tube de carton portant à chacune de ses extrémités l'oculaire et l'objectif, un ressort à boudin pour maintenir l'objet, un miroir concave pour l'éclairer, tels sont les instruments dont on peut voir encore les vestiges; tel était le microscope dont se servait Buffon, et qu'un collectionneur retrouvait, il y a quelques années, sur les quais du Palais, reconnaissable aux armes du seigneur de Montbard, estampées sur le tube de l'instrument.

Bien qu'Euler ait, dès 1776, donné la description d'un objectif achromatique, ce n'est qu'en 1824 que l'Ingénieur français Ch. Chevalier en fit la première application au microscope. Peu à peu, avec Chevalier, Oberhauser, Soleil, de nombreux et sérieux perfectionnements lui sont apportés. Le carton fait place au métal, l'emploi combiné des diaphragmes et des lentilles achromatiques rend les images nettes et mieux définies, mais, avec de forts objectifs, la perte de lumière est telle encore, que l'observation est souvent pénible.

Les perfectionnements apportés vers 1855, par Amici, ne réussissent pas encore à faire disparaître ce dernier inconvénient. De plus, l'importance donnée à la partie mécanique est exagérée. Le microscope devient monumental, il prend un aspect rébarbatif qui doit intimider les profanes, on dirait presque d'une pièce de canon sur son affût. Telle est du moins l'impression qu'éprouve le micrographe moderne que le hasard met en présence de ce débris d'un autre âge.

C'est cependant à l'aide de ces moyens d'investigation déjà puissants, sinon parfaits, qu'Ehrenberg en Allemagne et Dujardin en France s'immortalisent par des découvertes qui révolutionnent les sciences naturelles et leur ouvrent un champ nouveau aussi vaste que fécond.

Une pléiade d'observateurs ne tarde pas

à les suivre dans cette voie : pour les nommer tous, il faudrait énumérer tous les naturalistes qui, pendant la seconde moitié de notre siècle, ont illustré la science.

Dès lors, le génie du constructeur s'applique à augmenter les qualités de l'instrument, à lui en fournir de nouvelles ; la puissance, la clarté des objectifs sont plus que doublées, leur netteté, leur pouvoir définissant deviennent irréprochables. La chambre claire permet de prendre une image fidèle de l'objet observé, le micromètre d'en mesurer les dimensions avec une rigoureuse exactitude. L'addition d'un appareil polarisant met l'observateur à même de constater l'action de la lumière polarisée sur les milieux considérés ; d'autre part, grâce au spectroscope à vision directe, les phénomènes de la décomposition de la lumière deviennent perceptibles sur une minuscule épaisseur, et voilà le micrographe en possession de deux méthodes d'analyse aussi sûres que délicates.

Ce n'est pas tout : le microscope est chargé d'enregistrer lui-même ses propres observations, et, sur la plaque sensible d'un appareil photographique substituée à la rétine s'imprime l'exacte image de l'objet ; il y a plus : de même que dans les photographies astronomiques, il devient possible, comme l'a démontré M. L. Olivier, il y a quelques années, d'obtenir sur l'épreuve micrographique des détails qui échappent complètement à la vue, même avec les plus forts objectifs.

Tel est, en substance, le microscope actuel, celui que vous rencontrerez partout. Je dis partout, car il n'est pas de laboratoire où ne soit ménagée avec soin une place pour la table du microscope.

Serviteur bien modeste et bien peu encombrant, quels services n'est-il pas prêt à nous rendre ? Chimiste, Minéralogiste, Zoologiste, Médecin, Pharmacien, Botaniste, Vétérinaire, tous ont recours à lui pour leurs travaux journaliers, c'est le *vade-*

mecum, c'est l'épée de chevet du naturaliste.

Chez nos voisins d'Angleterre, il n'est point seulement un instrument de recherches et d'étude : c'est presque un objet de luxe, un meuble de salon, et, dans chaque famille, on se distrait en passant en revue des préparatious microscopiques, comme en France, les photographies d'un stéréoscope.

En Allemagne où la micrographie est, vous le savez, en grand honneur, non seulement les simples fonctionnaires chargés de l'inspection des subsistances sont armés du microscope, mais j'ai ouï dire qu'on l'y voyait encore aux mains des charcutiers consciencieux pour qui la crainte de la trichine est le commencement de la sagesse.

La part de la microscopie dans l'étonnante évolution des sciences au dix-neuvième siècle est tellement considérable, qu'il ne saurait venir à la pensée de la retracer tout entière ici. Parcourons toutefois rapidement cette voie marquée à chaque pas de nouvelles découvertes.

Avant l'application du microscope aux sciences biologiques, le scalpel de l'anatomiste s'arrêtait impuissant aux limites de la vision humaine ; la physiologie, de son côté, était encore incapable d'expliquer une grande partie des phénomènes vitaux.

Avec le microscope se développe une science nouvelle dont les premiers fondements avaient été jetés par Wolf, dès 1759. La science des tissus, l'*Anatomie générale* de Bichat, l'*Histologie* des Robin et des Ranvier, devient le lien obligé entre les deux sciences précèdentes, et marche avec elles, suivant l'expression de Cl. Bernard, à la « *conquête de la matière vivante.* »

Disséqués, scrutés jusque dans leurs derniers détails, les tissus vivants sont réduits à leur élément fondamental, la cellule. Celle-ci, à son tour, apparaît comme un tout complexe avec son protoplasma, son noyau, son nucléole et sa membrane. En dernière analyse, il est reconnu qu'elle suffit à constituer un être vivant qui peut en engendrer d'autres par simple division de sa masse.

L'analyse des divers tissus fournit à l'histologiste la raison de phénomènes encore inexpliqués, la découverte de la cellule nerveuse, celle de la structure des nerfs éclairent le physiologiste sur les fonctions de l'encéphale et de la moëlle, pendant que l'étude du globule sanguin lui révèle les mystères de l'activité respiratoire. Il en est de même pour les muscles et les phénomènes de contractilité, les os dont le microscope nous enseigne la genèse, les téguments dont il nous fait connaître la constitution et le rôle. Sans lui nous serions encore ignorants des délicates terminaisons nerveuses des organes sensitifs. D'autre part les fonctions des muqueuses et des glandes n'auraient pu être expliquées sans la connaissance des organites qui les constituent, et c'est encore au microscope que nous devons de savoir que les liquides sécrétés par ces différents organes ne sont que le produit de la fonte des cellules épithéliales en voie de continuelle prolifération.

Quant aux altérations pathologiques des tissus, est-il besoin d'insister devant vous, Messieurs, sur les immenses services que la micrographie a rendus à leur étude? Mais cette partie échappe à ma compétence.

Que saurions-nous encore de la reproduction des êtres vivants s'il n'avait été possible, grâce au microscope, d'observer l'évolution de l'œuf, d'en étudier la segmentation, d'y suivre phase par phase la formation de l'être. Ici encore se greffe une branche nouvelle et non moins fertile sur le tronc commun : l'Embryologie et l'Embryogé qui, dans ces dernières années surtout ont pris un essor considérable et dont les découvertes ont jeté sur les affinités zoologiques une lumière toute nouvelle.

Eclairé par elles sur la genèse des animaux et sur leurs formes larvaires qui jusque-là échappaient à sa vue, le zoologiste entre en possession d'une méthode féconde qui peut se résumer dans le principe de Müller ainsi formulé : « *L'Embryo* « *génie d'un animal n'est que la répétition* « *abrégée des phases qu'a traversées son es-* « *pèce, dans la suite des temps, pour arriver* « *à sa forme actuelle*, »

Le rôle du microscope dans l'évolution de l'anatomie comparée et de la zoologie pure n'est pas moins grand : la minutieuse observation des tissus à tous les degrés de l'échelle animale rend sensibles au naturaliste leurs modifications, leur complication graduelle et successive, et l'étude de ces modifications l'amène à vérifier la grande loi de l'influence des milieux formulée par Lamarck et Darwin.

Des groupes entiers d'animaux sont découverts, étudiés, classés; rien de leur plus intime organisation n'échappe à l'observateur.

Voici d'abord la monère, la plus simple expression de l'être vivant à l'époque actuelle. C'est bien peu de chose qu'une monère : un petit grumeau de gelée !

Mais quel être singulier que celui-là, dans lequel il nous est impossible de découvrir la moindre trace des organes que nous sommes habitués à rencontrer chez les autres; chez lui pas de division du travail, pas d'organes ni d'appareils spéciaux à chaque fonction; pourtant cet être vit, car il se meut et change de forme; il se nourrit, car il englobe les corps étrangers, les dissout et les assimile à sa propre substance ; et celle-ci n'est pas inerte, puisque dans son intérieur nous voyons cheminer de fins granules qui nous révèlent ce qu'on a appelé la circulation protoplasmique.

Tels sont les êtres qui furent observés pour la première fois à Villefranche en 1864, par Hœckel qui les vit se mouvoir, s'accroître et se reproduire par un simple étranglement de leur masse.

Par des déductions théoriques, Oken était arrivé à concevoir une gelée vivante, qu'il appelait Urschleim, comme le point de départ de la vie sur le globe. Dujardin, après ses propres observations sur les Rhizopodes, donna à cette gelée (notre protoplasma actuel) dont il avait, lui, constaté l'existence, le nom de *Sarcode.*

Huxley est allé plus loin: il a cru reconnaître, dans les sondages du *Porcupine* une masse gélatineuse, une monère différente des autres en ce qu'elle aurait la faculté de s'accroître indéfiniment. Ce limon vivant couvrant de sa masse informe et sans limites les bas-fonds de l'Océan, et auquel il donna le nom de *Bathybius Hæckelii*, fut considéré par lui comme la source inépuisable, la « *base physique* » de la vie.

C'était, sous une forme moins poétique, la réalisation de l'antique légende de Vénus Astarté sortant radieuse de l'onde amère

« Et fécondant le monde en tordant ses cheveux. »

Le rêve était trop beau : Le Bathybius d'Huxley ne fut point retrouvé, tel du moins qu'il l'avait décrit. Les recherches de Bessels l'ont brusquement fait déchoir du rang où l'avait élevé l'imagination du savant anglais, et, s'il n'est pas tout simplement, comme on l'a dit d'abord, un précipité gélatineux de sulfate de chaux dû à l'action de l'alcool sur l'eau de mer, du moins, ce n'est plus qu'une monère comme les autres ou, tout au plus, une colonie de monères.

Ce ne sont pas là les seuls infiniments petits qui peuplent le fond des mers : En voici d'autres, de structure presque analogue, mais qui, grâce à leur squelette externe indestructible se sont accumulés lentement jusqu'à former de puissantes assises où le géologue retrouve leurs traces.

Ces minuscules ouvriers sont des constructeurs de mondes : nos couches puissantes de craie sont remplies de test de foraminifères et le sol des Barbades n'est luimême qu'un amas de dépouilles siliceuses des radiolaires. Rien ne saurait donner une idée de la délicatesse de ciselure de ces élégantes sphères percées à jour comme la plus fine dentelle, emboîtées les unes dans les autres, hérissées de pointes, de crochets, d'ancres aux formes bizarres, et dans la cavité desquelles est logée la masse protoplasmique de l'animal émettant au dehors ses prolongements sarcodiques.

Si nous quittons les profondeurs de l'abîme, et si, remontés à la surface de la mer, nous l'écumons, c'est le mot propre, à l'aide d'une gaze de soie, une légion d'êtres nouveaux va nous apparaître :

A côté des noctiluques, dont les sphères diaphanes illuminent les flots et causent cette admirable phosphorescence de la mer dont le spectacle fait pâlir toutes les descriptions qu'en ont pu donner les poètes, voici les infusoires aux formes multiples, sans cesse en mouvement grâce à leurs cils vibratils, les péridiniens au long cil ondulant dans un sillon transversal ; ici grouille une foule de crustacés microscopiques dont les longues antennes s'agitent en tous sens, et qui progressent par bonds rapides ; les uns sont incolores et transparents comme le plus pur cristal, les autres délicatement teintés de rose, de bleu ou de verdâtre. Ailleurs s'ébattent les larves ciliées des vers, des mollusques, des annélides et ce singulier petit ver pélagique auquel sa rapide et brusque progression en avant, à la manière d'une flèche, a valu le nom de *Sagitta*.

Promenons-nous nos regards sur les rochers que découvre la mer en se retirant à chaque marée, nous y rencontrons un monde dont le microscope va nous révéler les merveilles :

Ces petites touffes grisâtres ou légèrement rosées qui pendent au flanc de la roche, ce sont des hydroméduses, Podocorynes, Clavatelles, etc., dont nous allons voir les délicates couronnes de tentacules s'agiter sous l'objectif comme les pétales d'une fleur animée et d'où se détachent, comme autant de clochettes de cristal, les jeunes méduses qui, chargées de la reproduction sexuée de l'espèce, vont la propager au loin.

Là, ce sont des colonies de polypes, — autant de bouches ouvertes sur un estomac commun, l'endosarque, — qui revêtent la roche d'un tapis multicolore ; ailleurs des Bryozoaires à l'organisation plus élevée, dont les colonies ramifiées, semblables à de petits arbustes à l'élégant feuillage, couvrent le roc et les algues qui y végètent.

Plus loin enfin, sous les flots bleus des mers chaudes, voici le corail dont le professeur de Lacaze Duthiers nous a magistralement retracé l'histoire, le corail, dont les polypes épanouis semblent autant de corolles vivantes sessiles sur la branche commune.

Les eaux douces de nos rivières, de nos ruisseaux, de nos lacs, de nos mares, voire des plus malpropres, ne sont pas moins fécondes : chaque goutte d'eau, chaque brin d'herbe immergé est une fortune pour le naturaliste, et, même pour le simple amateur, quel féérique spectacle !

Immobiles sous l'objectif, ou glissant lentement et par saccades, voici les longs fuseaux des *Synedra*, des *Navicules*, des *Pleurosigma* et d'une foule d'autres diatomées à la transparente carapace de silice ornée de stries fines et délicates. Ce sont les représentants des algues primitives dont les restes constituent de nombreuses et puissantes formations géologiques. A côté se déroulent ou s'étalent en cercle les rubans des *Melosira* ou des *Meridion* tandis que les colonies arborescentes des *Gonphonema* se balancent fixées à quelque brin d'algue à côté des *Licmophora* qui déploient leurs élégants éventails.

Un peu plus loin, le spectacle change : c'est une forêt où s'enchevêtrent les vertes conferves et les filaments des *Spirogyra* à l'éclatant ruban spiralé de chlorophylle;

tout un monde fourmille au milieu de cette microscopique frondaison. Les infusoires de toute forme, de toute taille, traversent avec la rapidité de la flèche le champ de l'instrument, les uns tournoient rapidement sur eux-mêmes, les autres cheminent plus lentement à l'aide de leurs longs cils qu'ils agitent comme autant de rames.

Plus volumineux quelquefois, mais non moins rapides, passent d'autres êtres d'une transparence telle que rien de leur organisation ne nous échappe. Nous les voyons se mouvoir à l'aide de ces organes ciliés rétractiles qui leur ont valu le nom de Rotifères. Les uns sont armés d'une véritable cuirasse transparente à travers laquelle nous percevons les mouvements de leur appareil digestif et jusqu'aux contractions de leurs muscles, les autres, dépourvus d'armure, peuvent comme le Rotifère vulgaire ou l'Actinurus Neptunius rentrer en eux-mêmes à la façon des tubes d'un télescope.

En voici d'autres immobiles,sédentaires, qui se construisent des demeures, des remparts à l'abri desquels ils guettent leur proie, ne laissant saillir au dehors que leurs immenses touffes de cils sans cesse en mouvement ; tels sont les Mélicertes et les Flosculaires.

Tout ce microcosme s'agite, se poursuit, s'attaque, s'entre-dévore au besoin, menant sous l'œil de l'observateur une « *Lutte pour la vie* » féconde en incidents. Avec un peu de patience, il peut être donné, parfois, d'assister à des drames intimes et palpitants d'intérêt : Vous en trouverez une preuve dans ce récit que j'emprunte à une récente lecture d'Hudson à la Société royale de microscopie de Londres.

« M. Dingwal de Dundee observait une « Floscularia mâle qui circulait étourdî- « ment autour d'une femelle et la tracas- « sait sans cesse en nageant jusque dans sa « couronne ciliée complètement étalée. De « temps en temps, elle se retirait dans son

« tube, et se trouvait alors bloquée par son
« indiscret prétendant qui semblait vouloir
« la réduire par la famine. —Ces animaux
« absorbent souvent, en quelques heures,
« un volume d'aliments supérieur au leur.
« — La dame ne put supporter longtemps
« cette situation : Après avoir attendu un
« certain temps, enfermée dans son tube,
« elle en sortit, et trouva encore une fois
« son ennemi gardant la porte ; elle perdit
« alors toute patience, et, ouvrant une
« bouche démesurée, elle mit un terme à
« ce manège en engloutissant le misérable
« amoureux. Mais celui-ci se débattit tel-
« lement qu'elle dut renoncer à le digérer,
« et le rejeta avec tout le contenu de son
« tube digestif. Ce n'était plus qu'une masse
« informe et privée de mouvement ; mais,
« après quelques secondes, un cil, puis
« deux, puis tous commencèrent à se mou-
« voir, ensuite le corps se déplissa puis, la
« couronne entière se déploya et se mit en
« mouvement ; enfin, l'individu reprit sa

« forme et sa vigueur primitive, mais il est « à croire qu'il était entièrement guéri de « son caprice. »

Le Microscope ne se borne pas, vous le voyez, à nous révéler les ressorts les plus cachés de l'organisme, c'est un des moyens d'observation les plus délicats que possède le naturaliste, et combien précieux n'est-il pas, de ce chef, l'instrument qui, centuplant notre vue, nous permet d'observer jusqu'aux mœurs des êtres dont, sans lui, nous ne soupçonnerions pas l'existence !

Si nous interrogeons le Botaniste sur les services que lui rend la microscopie, il nous dira qu'au même titre que la Zoologie, la Botanique doit au microscope une transformation complète.

L'anatomie de la plante échappe à peu près, en effet à la dissection, et sans des grossissements modérés, mais suffisants toutefois, nous ne saurions être renseignés sur la constitution des tissus végétaux.

Limitée à la morphologie et à l'organographie, la botanique ne pouvait, jadis, que déterminer et classer les plantes. Elle l'a fait, avec quelle admirable méthode, vous le savez, à la grande gloire des Linné, des Tournefort, des Candolle et des Jussieu, dont l'œuvre demeurera l'un des monuments les plus grandioses de la science.

Il était réservé à notre siècle de compléter cet œuvre. Grâce aux travaux de Schwan, Mohl, Strasburger, Trécul, Sachs, Van Tieghem et tant d'autres, les tissus végétaux n'ont bientôt plus de secrets ; la physiologie de la plante s'éclaire d'un nouveau jour, le rôle du bois, du liber, de l'écorce, celui de la feuille, de la racine s'expliquent par leur structure anatomique, et la fonction de chaque tissu est expérimentalement démontrée. En un mot, la cellule étudiée dans ses plus intimes détails, suivie dans son évolution, nous fournit la clef des phénomènes de la végétation.

Les travaux si remarquables auxquels

Thuret et Bornet, Cienkowsky, de Bary, etc., ont consacré leur existence entière, nous révèlent les mystères de la vie des végétaux inférieurs et la cryptogamie jusque là réduite à l'aride et difficile description morphologique des algues, des champignons, des lichens, des mousses et des fougères, devient une science aussi attrayante que considérable.

Au point de vue purement spéculatif, nous lui devons l'explication du mécanisme de la reproduction des végétaux si complexe en apparence, si varié dans ses modes, si constant cependant dans son unité : La connaissance de la formation de l'œuf chez les cryptogames est une découverte d'une immense portée, car elle nous mène graduellement à celle des phénomènes de la reproduction chez les végétaux supérieurs.

Le rôle du grain de Pollen cesse désormais d'être un mystère : le microscope a permis de suivre la bipartition de la hernie polliniqne en deux cellules, l'une végétative, l'autre génératrice dont le noyau, pénétrant dans l'oosphère vient s'accoler au noyau femelle et se fusionne avec lui, et les récents travaux de M. Guignard viennent établir le rôle capital du noyau dont les éléments chromatiques semblent le support des caractères et des propriétés héréditaires.

Cette voie nouvelle est à peine ouverte qu'on en sent toute la profondeur et qu'on voit de quelle importance peut être l'observation microscopique pour l'étude des phénomènes de l'hérédité.

Je vous parlais tout à l'heure de la cryptogamie, que n'attendons-nous pas d'elle encore, dans la pratique ? L'agriculture lui doit de connaître ses pires ennemis, les champignons parasites : Blé noir, Ergot, Rouille, Peronospora, Oïdium, Mildew, Anthracnose, etc..., et dans l'étude même de leur développement et de leurs conditions d'existence, elle trouve les moyens de les combattre.

En nous révélant la véritable constitution des Lichens qui sont un consortium, une association d'une algue et d'un champignon en vue d'une mutuelle protection, d'un mutuel échange d'humidité et de principes nutritifs, le microscope nous fait voir en ces humbles végétaux les premiers fixateurs du sol et nous enseigne comment, avec le temps, les rochers les plus arides peuvent se couvrir d'une végétation luxuriante.

Que pourrais-je vous dire des ferments, et aussi de ces humbles formes-limites du règne végétal ou plutôt du règne organique, car ici, le classificateur hésite, des microbes, pour les appeler par leur nom, qui ne soit dans toutes vos mémoires?

Ces êtres, dont la plupart sont si ténus que les plus forts objectifs parviennent à peine à nous les faire apercevoir, sont une des plus grandes puissances dont dispose la nature. Nous avons su faire de quelques-uns d'entre eux nos précieux auxiliaires, mais les autres sont nos plus dangereux ennemis. Grâce aux admirables travaux de Pasteur et de son école, nous avons appris à les connaître, à les utiliser et à les combattre.

L'industrie doit aux fermentations, qu'elle sait maintenant maîtriser et conduire, une de ses principales richesses ; quant aux microbes pathogènes, la chirurgie et la médecine ont appris dans ces dernières années à lutter avec succès contre leur invasion : la première lui doit l'antisepsie, dont M. Dhourdin nous a retracé l'histoire l'année dernière ; à la seconde est échu le vaste champ de la microbiologie, de la bactériologie, qu'elle commence à peine à défricher.

Et pourtant, quels résultats n'a-t-elle pas déjà obtenus, quelle révolution dans l'hygiène, quel consolant espoir pour l'avenir !.....

Mais je m'arrête, ne voulant pas enlever à l'un de nos collègues le plaisir de vous exposer lui-même un jour cet ensemble de merveilleuses découvertes et avec elles, je puis le dire à la gloire de notre école, les résultats de ses travaux personnels.

Quelques grands services qu'aient reçus et que puissent attendre encore de la microscopie les sciences biologiques, elles ne l'ont pas accaparée et ne sont pas les seules à en tirer profit.

L'étude des minéraux et principalement des roches lui doit d'être entrée dans une phase nouvelle.

Grâce aux travaux de Sorby en Angleterre, de von Lassaulx en Allemagne, de Fouqué et Michel Lévy en France, de Lavallée-Poussin et Renard en Belgique, s'est créée une nouvelle méthode d'analyse des roches qui constitue une véritable science, la Pétrographie.

Tandis que d'une part, l'observation au microscope des roches réduites en lames minces y révèle des phénomènes d'inclusion de gaz ou de liquides, contemporains de leur formation, qui éclairent le minéralogiste sur les conditions de cette dernière, d'autre part, la texture microscopique de la roche lui permet d'en déduire son âge, c'est-à-dire l'époque de son apparition sur le globe; enfin par l'intervention de la lumière polarisée qui rend sensible à l'œil l'orientation des axes cristallins, il lui devient facile de déterminer rigoureusement la nature du minéral observé.

L'astronomie elle-même, qui nous a d'ailleurs habitués à plus d'une surprise, n'est point sans emprunter, quelqu'étrange et paradoxal que puisse paraître le fait, le concours du microscope. — Ne vous récriez pas, Messieurs : Il y a quelques années un naïf — qui ne le serait plus aujourd'hui — proposait à l'un de nos astronomes d'appliquer le microscope à l'étude de la surface lunaire. Je le veux bien, lui répondit le savant, à la condition que vous prendrez d'abord... la lune. Eh bien, c'est là ce qu'ont fait en 1884 MM. Bouquet de la Grye et Arago. Ils ont pris, non pas la lune, mais Vénus, — en photographie, s'entend, — et, appliquant le microscope à l'étude de leurs clichés, ils sont parvenus « à dé-« terminer les particularités du contour ap-« parent et de la surface de Vénus, avec « une précision supérieure à celle qu'il « nous est donné d'obtenir dans la des-« cription de la terre elle-même ».

En dehors du domaine de la science pure, les services rendus par le microscope ne sont ni moins nombreux ni moins importants.

Que de fois, dans la pratique journalière du laboratoire, le chimiste ne lui a-t-il pas demandé de l'éclairer sur la nature d'un sel, d'un précipité, dont l'objectif met en relief les formes et les caractères?

Tantôt, il l'appelle à son aide pour étudier les corpuscules en suspension dans l'air — et l'institution du service aéroscopique établi à Montsouris par M. Miquel suffit à démontrer l'importance attachée aujourd'hui à cette méthode ; — tantôt il lui demande de le renseigner sur la qualité et la pureté des eaux, des matières alimentaires ou la constitution des liquides de l'économie.

Entre ses mains comme en celles du médecin, du pharmacien, de l'expert, la microscopie devient une méthode courante d'analyse, dont la précision et la rapidité ne le cèdent en rien aux plus élégants procédés de la chimie— non point qu'elle enlève quoique ce soit à cette dernière ; elle lui ajoute, au contraire, lui donne une nouvelle force et vient souvent activer ses recherches ou fixer ses hésitations.

C'est elle encore que le pharmacien va charger de l'éclairer sur l'identité des drogues simples, sur leur pureté. L'étude de la matière médicale jadis bornée à la description des caractères extérieurs et organoleptiques des drogues est aujourd'hui complétée par celle de leurs caractères microscopiques, dont la connaissance permet de distinguer entre elles, avec une absolue certitude, les diverses sortes d'ipécas, de quinquinas, de salsepareilles, de cannelles, etc...

Le génie du falsificateur s'évertue chaque jour à multiplier, à varier les mélanges hétéroclites qu'il répand sous de fallacieuses étiquettes, mais le microscope veille, implacable, irréfutable au besoin, grâce à la photographie qui fixe son témoignage.

Tous les jours, dans cette inépuisable matière, le micrographe rencontre l'occasion d'exercer sa sagacité, d'appliquer ses connaissances.

Hier la fécule et la maniguette remplaçaient le poivre, ce sont aujourd'hui les grignons d'olives et le piment, que sera-ce demain ?

Dans cette lutte de la science perverse et de la science honnête, l'avantage demeure toujours à cette dernière mais non souvent sans peine, et l'exemple suivant nous montre que les observations les plus futiles, en apparence peuvent, à un moment donné, trouver leur application.

Vous vous souvenez tous, comment, il y a quelques années déjà, M. Ménier, notre collègue de l'Ecole de médecine de Nantes fut amené à signaler la falsification des confitures par la gélose du Japon et leur coloration par la décoction de roses trémières. Il avait pu constater, en effet, par l'examen microscopique, la présence dans ces confitures d'une diatomée des mers chaudes, l'*Arachnoïdiscus Japonicus* vivant sur les algues qui fournissent la gélose, et celle des grains de pollen caractéristiques des malvacées.

Est-il besoin d'insister longuement sur les renseignements que fournit encore le microscope à la médecine légale, dans les circonstances les plus diverses?

Tantôt la justice va demander au micrographe de l'éclairer sur la composition d'une tache, et, si c'est une tache de sang, d'en spécifier l'origine, problème qu'il résoudra presque toujours par la mensuration des globules sanguins, et grâce à la connaissance qu'il possède de leurs formes et de leurs dimensions chez les divers animaux.

Tantôt, il lui faudra désigner la nature d'aliments ingérés, ou retrouver, dans les viscères d'une victime, les traces d'une substance toxique végétale ; une autre fois, il aura pour mission de reconnaître si des poils adhérents à une hache, un marteau, un poignard, un gourdin, sont des cheveux humains ou proviennent d'un animal, ou bien encore il lui faudra éclairer la justice sur l'identité ou la profession d'un prévenu, par l'examen des matières logées dans le sillon onguéal.

Quelle que soit, en pareil cas, la nature de la recherche, on conçoit avec quelle extrême prudence, avec quelle circonspection elle doit être conduite.

Dans un de ses ouvrages, l'un de nos romanciers les plus en renom, Hector

Malot (1), a su mettre en relief d'une façon dramatique l'importance et la délicatesse du rôle de l'expert micrographe, et si je résume ici cet épisode, c'est qu'il n'est, à part quelques changements imposés par les péripéties du roman, que la reproduction d'un rapport du docteur Pennetier, de Rouen, en 1878.

Dans la forêt voisine de la ville où se déroule l'action, on trouve un jour, gisant non loin d'une hutte de charbonnier, un cadavre dont le crâne fracassé laisse échapper la cervelle. Le premier soin de la justice est d'arrêter le charbonnier, que son voisinage du lieu du crime, la présence de taches suspectes sur la porte de sa hutte et diverses circonstances dont le souvenir m'échappe lui désignent comme l'assassin présumé.

Une longue instruction commence au cours de laquelle un expert est commis

(1) H. Malot. — Le docteur Claude.

pour examiner les taches en question. Le rapport est déposé, à quelques temps de là, concluant à l'existence, sur la porte de la hutte, de taches de matière cérébrale desséchée. Plus de doutes, le charbonnier est l'assassin. ... et le ministère public de préparer contre lui son plus formidable réquisitoire !

Pourtant, malgré les questions dont on le presse, malgré l'évidence qui semble contre lui, le malheureux inculpé nie toujours avec énergie, avec désespoir. Tant d'insistance jette un doute dans l'esprit de ses accusateurs, une nouvelle expertise est ordonnée et confiée à un jeune docteur récemment arrivé dans le pays. Celui-ci applique l'analyse microscopique et que reconnaît-il dans la prétendue cervelle ?..... de la pomme cuite !

Malgré tant de résultats dont je n'ai pu qu'effleurer une bien faible partie, le microscope rencontre encore parfois des sceptiques. « On y voit tout ce que l'on veut, » disent-ils, oubliant qu'il faut à toute chose un apprentissage et que toute science expérimentale nécessite une technique, et ils passent dédaigneux, quand ils n'essayent pas de cribler le micrographe d'inoffensives épigrammes.

Mais tôt ou tard, il leur faut reconnaître que, comme la médecine de Molière, le microscope se venge.

Il y a quelque dix ans, l'un des hommes qui honorent le plus notre pays soutenait dans une enceinte académique la théorie parasitaire des épidémies. Pour convaincre ses auditeurs, il voulut leur montrer les agents figurés de certaine maladie virulente et il leur apporta des microscopes. Mais, à la grande hilarité de la galerie, ses adversaires ne surent par quel bout les prendre, à peu près aussi instruits de la technique microscopique que Bouvard et Pécuchet ! C'est de ces deux personnages que Flaubert disait :

« Tour à tour ils mirent sur la plaque

« des cheveux, du tabac, des ongles, une
« patte de mouche... mais ils avaient ou-
« blié la goutte d'eau indispensable; c'é-
« tait d'autres fois la petite lamelle; et ils
« poussaient, dérangeaient l'instrument,
« puis n'apercevant que du brouillard, ac-
« cusaient l'opticien. Ils en arrivèrent à
« douter du microscope. Les découvertes
« qu'on lui attribue ne sont peut être pas
« si positives?... »

Si l'on naît rôtisseur, en effet, on devient micrographe, et on ne le devient qu'après avoir acquis la parfaite connaissance et de l'instrument, et des méthodes techniques qui facilitent et permettent l'observation.

Aussi que de Bouvards, que de Pécuchets parmi les débutants.

Mais, Dieu merci, les procédés ne manquent pas pour amener l'objet aux conditions favorables à une fructueuse observation. Le micrographe emprunte à la physique l'application des lois de la réfraction, à la chimie, la pratique des teintures. Grâce à la réfringence des milieux d'inclusion,qu'il varie à son gré, à l'affinité de certains organites pour certaines matières colorantes, il met en relief les plus fins éléments histologiques et en reconnaît la nature par le jeu des réactifs.

Pour cela,faut-il encore qu'il puisse donner à l'objet une extrême minceur ; les moyens ne lui font point défaut.

L'action des réactifs durcissants va lui permettre de donner aux corps les plus mous une consistance suffisante pour les débiter en coupes minces, l'inclusion dans la paraffine, la gomme, la celloïdine, suivant les cas, lui fournit un tout homogène où les éléments conservent leurs rapports réciproques.

Enfin, la mécanique à son tour lui apporte le concours de ses plus délicats procédés, et, grâce aux microtômes actuels, il est possible de débiter un embryon, par exemple, en une chaîne ininterrompue de coupes qui n'ont pas plus de trois ou quatre centièmes de millimètre d'épaisseur et d'observer, sur ces coupes montées en série, le trajet des organes d'une extrémité à l'autre de l'animal.

On aura d'ailleurs une idée suffisante de l'importance actuelle de la technique en microscopie, quand on saura que la technique appliquée à l'histologie animale, codifiée par Bolles Lee et Henneguy, forme à elle seule, un volume de plus de 400 pages.

Je ne veux pas abuser, Messieurs, de votre bienveillance et de votre indulgente attention.

Le tableau que j'ai tenté de vous tracer, des titres de la microscopie à la reconnaissance des sciences biologiques est, je le sens, bien loin d'être à la hauteur du modèle..... la toile était trop vaste et le pinceau trop débile.

Mais, si pâle que soit cette esquisse, elle suffit à prouver qu'un aussi riche passé est garant de l'avenir.

Dégagée des difficultés initiales, munie d'instruments dont la perfection ne laissera bientôt plus rien à désirer, armée de méthodes sûres et rigoureuses, la science ne peut désormais que pénétrer plus avant les secrets de la nature.

Un léger coin du voile est déjà soulevé, qui nous cachait les origines de la vie.....

Nouveau Prométhée, la Science est-elle à la veille de dérober le feu sacré, ou bien doit-elle voir éternellement fuir devant-elle l'objet de ses âpres désirs ?.....

Si téméraire que semble son ambition, si vain que puisse paraître son rêve, elle en poursuivra, calme et sereine, la réalisation, car elle marche vers un but qui autorise toutes les audaces et légitime tous les efforts: *Le Bien de l'Humanité !*

6642. — AMIENS IMP. T. JEUNET

www.ingramcontent.com/pod-product-compliance
Ingram Content Group UK Ltd.
Pitfield, Milton Keynes, MK11 3LW, UK
UKHW021817190726
13853UKWH00003B/1029